Made in the USA
San Bernardino, CA
15 December 2019

61548173R00062